COMMENT OBTENIR ABS

par Oswin Dacosta

Table des matières

1. exercice pour abdominaux plat

2. à compter des exercices pour obtenir des abdominaux plats.

3. les meilleures façons d'obtenir un Six Pack à la maison

4. exercice pour abdominaux plat

5. l'équipement d'exercice Abdominal essentiel pour les hommes

6. exercice pour abdominaux plat

7. poids bancs d'exercices abdominaux plat

8. s'efforcer pour Flat Abs pour une meilleure vous !

9. Comment obtenir des abdominaux parfaitement plane pour hommes

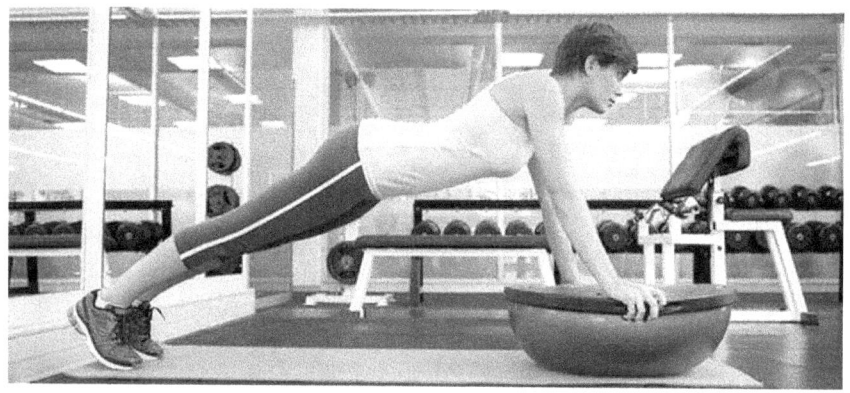

1. exercice pour plat abdominaux catégorie

Exercice pour plat abdominaux catégorie

Homme ou femme, tout le monde est après que six pack. Rien ne dit « Je sais comment prendre soin de mon corps » comme ceux ondulation des muscles sur le ventre, montrant que vous connaissez bien un exercice abdominal. Le six pack est tellement emblématique car il ne vient pas souvent naturellement, tu dois le gagner. Il peut être intimidant, mais vous pouvez le faire. Vous pouvez obtenir l'abs plat, vous avez toujours voulu, il suffit de savoir comment. Comme la mise au point de n'importe quel autre groupe de muscle, vous devez s'assurer que vous êtes constamment travailler et garder ces muscles deviner. Donc, par souci de prendre vos abdos par surprise, voici une liste d'exercices d'estomac qui aura ici le corps de cette plage sans délai. Ne vous inquiétez pas, aucun croque ici sur celui-ci.

Le pont Funky

Allonger sur le dos, juste comme si vous étiez sur le point de faire quelques relances de jambe, puis configuré vos bras pour vous transformer en un T. lever votre jambe droite et vers votre épaule droite, puis prenez votre bras droit et essayez de toucher votre cheville. Votre omoplate doit soulever légèrement le sol, mais vos abdos devrait rester serré pour toute la motion. Faire une dizaine de répétitions avant de passer à l'autre bras et les jambes.

L'effet de rebond

Entrer dans un poste similaire, comme si vous étiez sur le point de faire un enfoncement, mais essayez d'élever vos genoux afin que votre jambe et taille forment un angle de 90 degrés. Prenez votre genou et grimper il lentement vers votre menton. Depuis cette position enroulée, rejoindre cette même jambe arrière aussi loin que vous pouvez, s'étendant et travailler vos muscles abdominaux.

La planche

Celui-ci est assez simple, mais il est efficace. Entrer dans une position d'enfoncement en mettant l'accent sur le maintien de retour, vous, les genoux et les hanches en ligne. Imaginez que quelqu'un avait littéralement mis une planche de bois sur le dos. La planche doit être en mesure de toucher vos épaules, vos fesses et vos mollets. Vous pouvez faire cet exercice abdominal sur vos mains ou sur vos coudes.

L'essuie-glace

Allonger sur le dos avec vos paumes sur le sol à côté de vos hanches. Soulevez vos genoux forment un angle de 90 degrés et balancer vos genoux en arrière à un rythme lent et délibéré. Vous ne voulez pas laisser vos genoux touchent le sol, mais vous souhaitez vous obtenir des genoux aussi bas que possible sans lever votre dos du sol. Une fois que vous êtes à l'aise avec cela, vous pouvez faire la même chose avec vos jambes étirées dans l'air.

Cercles de pied

Se trouvent sur le dos avec vos pieds ensemble, puis soulever les deux jambes du sol avec une fabrication aussi près que possible, un angle de 90 degrés. Assurez-vous que les deux pieds restent vers le haut de l'ensemble. Puis tout simplement tracer un cercle dans le ciel qui est à peu près la taille d'une balle-molle. Faire au sujet de cinq représentants et changez de jambe.

S'il vous plaît vérifier ma série de livres « Comment obtenir ABS? » et d'obtenir dans la meilleure forme de votre vie :

Book1

Book2

Livre 3

Autres livres sur l'alimentation et la Nutrition :

Book1

Book2

Book3

Livre4

Livre5

S'il vous plaît consulter mon site Web sur la perte de poids à www.losingbellyfatmission.com

Accès ma perte de poids gratuit vidéo à www.achieveitforyou.com

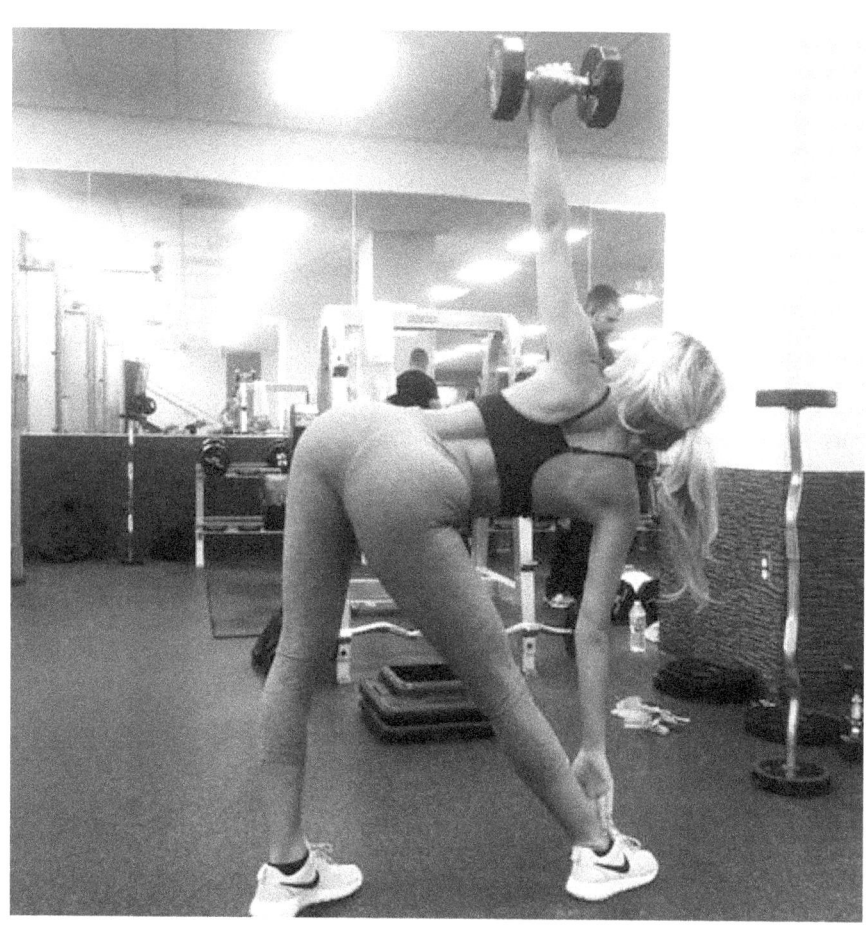

2. à compter des exercices pour obtenir des abdominaux plats.

Il existe plusieurs types d'exercices qui sont aujourd'hui populaires pour forme abdominale vers le haut et serrer, le monde de remise en forme est animée par tous les styles d'exercice pour aplatir l'abdomen. La gamme d'exercices de machines autres siège naturel-UPS, tous ces contribuer à une vie saine plus robuste dans notre époque moderne. Le plus plat l'abs et le ventre, le plus sain, une femme ou un homme sera, bien tonique corps dû à l'exercice est bon pour votre santé globale. Voici d'autres exercices abdominaux qui sont sont avérés efficaces pour obtenir un résultat rapide :

Maintien abdominal : Il s'agit d'un exercice physique qui n'importe qui peut faire à la maison ou la salle de gym, tout ce que vous devez faire est de saisir votre costume de tronc ou exercer tenue et commencer. Tout de suite se préparer avec votre équipement d'exercice sur un siège moyen ou les selles, il suffit siège fermement puis avec les deux mains tenez haies du Président fermement. Essayez comme si vous êtes vous-même propulser vers le haut en poussant vers le bas, comme vos pieds quitte le sol légèrement ; rester dans cette position avec vos fesses levé décollé le Président. Restez dans cette position pendant 5 à 10 secondes, puis répéter individuellement. Côté Crunch : Préparez-vous avec votre tapis d'exercice sur une surface plane, mettez-vous à genoux sur la verticale puis lentement se courber latéralement afin de soulever une jambe. Rester avec une jambe levée partout sur l'air et le bras du même côté de votre corps. L'exercice est destiné à renforcer votre ventre se raffermit par la suite, vous pouvez répéter plusieurs fois jusqu'à ce que vous sueur ou épuisé.

Les centaines : L'exercice consiste bien à plat sur le dos sur le tapis, expirez en soulevant votre tête et les épaules supérieures vers le haut un peu. Pompe tes bras vigoureusement monte et descend comme six fois dans les airs, do ce à plusieurs reprises en s'assurant que votre abdomen est pressé vers votre colonne vertébrale. Votre bas du dos doit être fermement vers le bas sur le tapis, votre abdomen devrait être dans cette position pendant la durée de l'exercice en entier. Chaise du capitaine Leg Raise : lève-toi droit sur la chaise puis maintenez fermement la main-tient à faire au Cabinet du haut du corps. Continuer en appuyant sur le dos une grande partie de la Chaire ; Détendez votre dos dans le processus. Contrat votre abdomen comme vous pliez vos genoux, ne pas balancer vos jambes ou cambrer le dos. Abaissez votre dos vers le bas de la chaise et répétez l'exercice 3 à 5 fois.

Crunch jambe verticale :

Croquant de jambe verticale est presque semblable à la crise régulière mais la différence est que vos jambes sont enflés ; l'exercice se fait allongé sur le sol puis étirer les jambes vers le haut à droites. Votre ventre est contracté plusieurs fois que vous soulevez votre tête et votre bas du dos et abs restant vers le bas. Cet exercice est répété entre 3 à 5 fois en 5 minutes environ. Votre abdomen sera impliqué et fera tout le travail dans le processus de renforcement.

Long bras Crunch : Il s'agit d'un autre exercice de l'abdomen qui peut être fait sans n'importe quelle machine d'exercice juste sur un tapis plat, vous devrez mentir à plat sur le tapis, puis redressez vos mains derrière votre tête dans une position aux fermoirs. Contrats de votre abdomen comme votre ascenseur vos omoplates du sol, gardez vos bras très droit comme votre cou Eviter mis à rude épreuve dans le processus. Se conserve un bras derrière la tête pour amortir contre mis à rude épreuve du cou ; l'autre bras doit rester droite. Le processus doit être répété pour entre 12 et 16 fois.

Il y a beaucoup d'autres exercices abdominaux qui visent à renforcer et aplatir le bas-ventre ; ils sont efficaces dans la graisse brûle et raffermissant. Autres exercices impliquent également des appareils d'exercice dans le même but.

S'il vous plaît vérifier ma série de livres « Comment obtenir ABS? » et d'obtenir dans la meilleure forme de votre vie :

Book1

Book2

Livre 3

Autres livres sur l'alimentation et la Nutrition :

Book1

S'il vous plaît consulter mon site Web sur la perte de poids à
www.losingbellyfatmission.com

Accès ma perte de poids gratuit vidéo à www.achieveitforyou.com

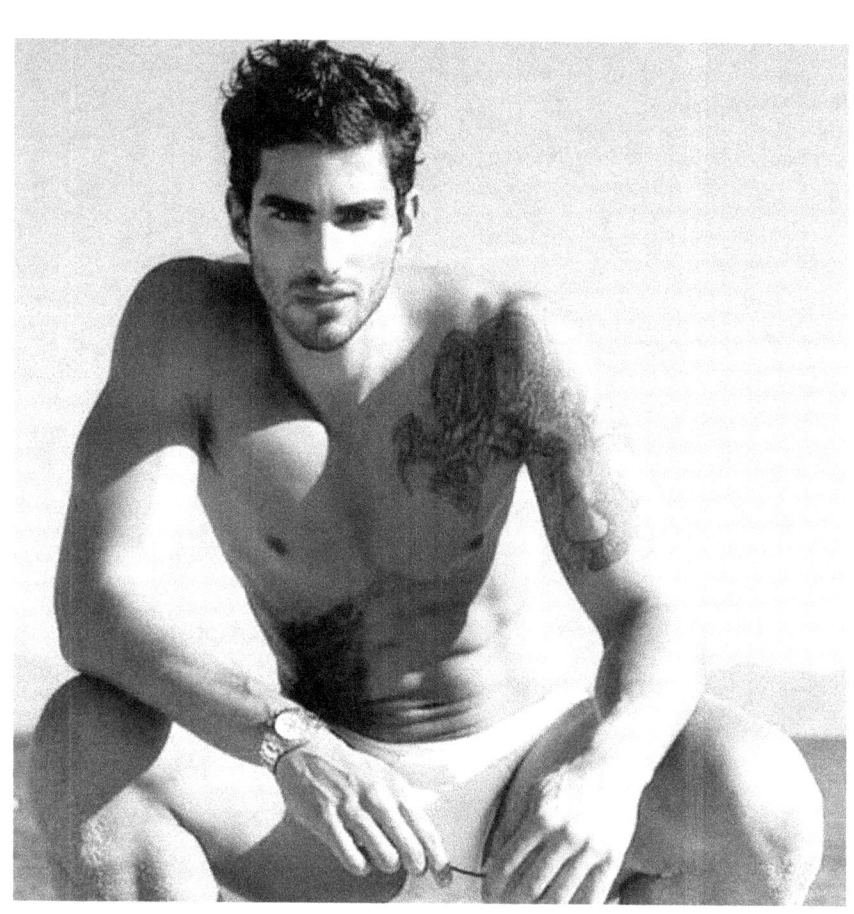

La meilleure façon d'obtenir un Six Pack à la maison

Si vous souhaitez vraiment connaître la façon d'obtenir un six pack rapide, vous avez besoin de se concentrer sur l'élaboration d'un plan de repas qui peut stimuler votre fonction de métabolisme plus rapide. Aliments riches en protéines peut vous aider à développer les abdominaux bien en forme à un taux plus rapide. Sans protéines, votre corps n'aura pas les articles recyclables, qu'il a besoin dans le but de façonner vos groupes musculaires. Différents tutoriels sur la façon d'obtenir un pack 6 vous partagera le secret de consommer 20 grammes de protéines par jour en plus d'exercer. Célèbres experts ont évalué l'établissement contrôle calories par jour comme l'un des meilleurs moyens d'obtenir un six pack.

Il s'agit d'un truc que les culturistes professionnels plus font pour tenter d'obtenir beaucoup mieux définie abs déchiré. Si vous pourriez être suivant une diète 5-repas-un-jour ou 6-repas-un-jour, juste être sûr que vous obtenez l'énergie lente libérant des hydrates de carbone à 1 heure (ou moins) avant votre séance d'entraînement. hydrates de carbone qui libèrent lentement l'énergie pour vous permettre de travailler les tissus musculaires plus intensément sans l'impression standard de la fatigue musculaire. Si vous êtes une insuffisance pondérale et peut-être sur le regime hyperproteine, veillez à que vous compléter votre régime avec un ou plusieurs genre d'énergie lente libérant les aliments comme les produits à grains entiers, riz brun, tout type de pains sains bruns et de fruits entiers. Il est à noter que les personnes qui se trouvent un peu plus leurs poids appropriés ne devrait pas aller sur un régime riche en protéines pour le moment.

Ce type de mouvement requiert votre torse se comporte comme le centre du contrôle ce qui renforce vos muscles abdominaux de base. Une autre chose à retenir comme vous apprenez comment obtenir un six pack pour l'été chaud grésillante consiste à travailler vos muscles du dos. Il s'agit d'un domaine que beaucoup de gens oublient car ils sont tellement centrés sur leur face avant. Mais travailler vos muscles du dos correctement permettra d'améliorer votre posture et se traduira en vous levant les droites ; ainsi vous faire paraître immédiatement plus mince en conséquence. Comme indiqué précédemment, séances d'entraînement ne sont pas l'ingrédient important uniquement des méthodes faciles pour obtenir une recette 6 pack, alimentation et nutrition questions trop.

Voici quelques-unes des meilleures méthodes pour obtenir un 6-pack, mais n'oubliez pas que les suggestions sur cette liste ne sont que quelques-uns parmi les différentes choses qui peuvent également vous aider ces abs solide de roche. Cette discipline est votre instrument principal sur la façon d'obtenir un dur six pack rapide, parce que vous avez à manger sainement et de s'en tenir à un programme d'exercices. Obtenir des protéines de bonnes sources faibles en gras comme la dinde, poulet, poisson ; Mangez des légumes et fruits pour obtenir la fibre vous aurez envie de débusquer les toxines, de développer une consommation réduite de glucides et n'oubliez pas d'ajouter plus apport en fibres et boire beaucoup d'eau. Voici juste un certain nombre des moyens pour vous aider à réduire les graisses qui peuvent vraiment vous permettre d'être sur le chemin pour obtenir votre propre ABS sexy exercice peut aussi être une solution évidente sur la façon d'obtenir un 6-pack, mais pas n'importe quel exercice.

Changer vos habitudes alimentaires - la première étape pour obtenir un pack 6 rapide est de commencer à manger sain. Nos corps sont créé de la même façon aux machines et fonctionnent beaucoup mieux lorsqu'il est administré le carburant approprié ou la nourriture dans notre cas. Quand nous mangeons rien mais traitées et raffinées des aliments, des sucres et des repas congelés, notre corps n'obtiens pas le type de la nutrition que dont ils ont besoin pour fonctionner correctement. C'est le bon moment pour commencer à vous renseignant sur la nutrition, et comment votre corps gère différents aliments. Mettre l'accent sur la consommation d'aliments qui sont naturels et sont disponibles directement à partir du sol, comme les légumes et les fruits (les plus frais plus la valeur). Évitez de manger des aliments prêts à manger qui ne sont pas naturelles.

S'il vous plaît vérifier ma série de livres « Comment obtenir ABS? » et d'obtenir dans la meilleure forme de votre vie :

Book1

Book2

Livre 3

Autres livres sur l'alimentation et la Nutrition :

Book1

Book2

Book3

Livre4

Livre5

S'il vous plaît consulter mon site Web sur la perte de poids à
www.losingbellyfatmission.com

Accès ma perte de poids gratuit vidéo à www.achieveitforyou.com

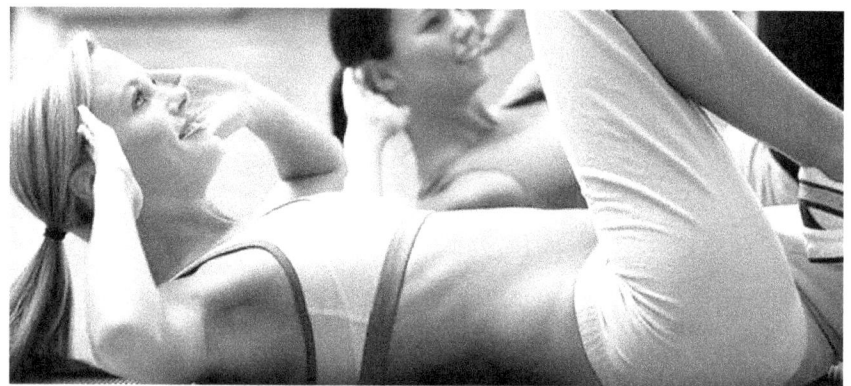

4. exercice pour abdominaux plat

Exercice pour abdominaux plat

Avoir un plat abdominaux est une des choses plus rafraîchissantes dans la vie. C'est parce qu'il vous donne la force et la capacité de se déplacer. En outre, un plat abdominaux crée une aura de confiance qui est généré par un facteur de bonne sensation. Développer un plat abdominaux est un processus systématique qui exige dévouement. Une des meilleures façons de créer ce plat abdominale consiste à utiliser un banc d'entraînement et un rouleau abdominaux.

Lors de la planification commencer, il est important d'investir dans un bon banc plat. En substance, un banc plat est une planche rembourrée qui est supportée par un châssis robuste. Il s'agit d'un outil très utile parce qu'il a la capacité de cibler tous les muscles principaux du corps. Lorsque vous travaillez vers que plat abdominale, il est important de réfléchir à l'ensemble du corps. Vous ne devriez pas former le corps dans l'isolement.

Les exercices qui développent ce plat abdominaux parmi un resserrement du papillon. Cet exercice implique allongé sur le dos tout en ayant la plante de vos pieds à proximité de votre corps. Mentir plat de suite que vous inspirez et expirez à plusieurs reprises pendant environ 10 minutes.

Vous pouvez mentir à plat sur votre banc et laisser vos jambes d'étendre en face de vous. Placez vos mains sous les fessiers tout en tenant à la magistrature. Essayer de faire l'angle de 90 degrés à l'aide de vos jambes pendant que vous expirez. Pendant que vous inspirez, diminuer progressivement vos jambes vers la position de départ.

À l'aide d'un rouleau abdominal est un autre excellent moyen d'aplatir vos abdominaux. Il n'est pas un appareil coûteux pour obtenir pour quelques dollars si acheté. En substance, vous pouvez utiliser cette vieille petite roue taille dans votre garage pour faire la roue. Un rouleau abdominal offre un moyen excellent qui cible le droit de l'abdomen. Un autre grand aspect du rouleau abdominal est qui est fournit le soutien à la fois au cou et les bras.

Vous pouvez réaliser ce plat abdominaux en tenant le rouleau tandis que vous êtes à genoux sur vos genoux. Comme vous se mettent à genoux vers le bas, poussez le rouleau vers l'extérieur. Cet exercice crée une pression sur les muscles abdominaux. Lorsque vous faites cela, veiller à ce que vous aller aussi loin que possible sans laisser votre torse pour toucher le sol. Vous devriez faire cet exercice plusieurs fois afin de serrer les muscles de l'estomac.

Comme vous vous engagez dans cet exercice, veiller à ce que vous prenez dans les liquides et les plus grands déjeuners avant ce dîner. Ceci fournit l'énergie nécessaire à l'énergie nécessaire pour résister à la pression qui vient avec cet exercice.

Il est important de prendre note que si vous faites cela pour la première fois ; Il est lié à être mal à l'aise dans un premier temps. Cependant, de façon constante l'inconfort disparaîtra. En substance, le secret de séances d'entraînement réussis est la cohérence. Assurez-vous que vous obtenez le bon régime et se concentrer sur augmentant graduellement l'intensité de votre exercice. En outre, si vous avez des conditions médicales, il est important de consulter votre médecin avant d'entreprendre ce régime. Cela vous aidera à éviter des mésaventures physiques qui pourraient venir avec ces exercices.

S'il vous plaît vérifier ma série de livres « Comment obtenir ABS? » et d'obtenir dans la meilleure forme de votre vie :

Book1

Book2

Livre 3

Autres livres sur l'alimentation et la Nutrition :

Book1

Book2

Book3

Livre4

Livre5

S'il vous plaît consulter mon site Web sur la perte de poids à www.losingbellyfatmission.com

Accès ma perte de poids gratuit vidéo à

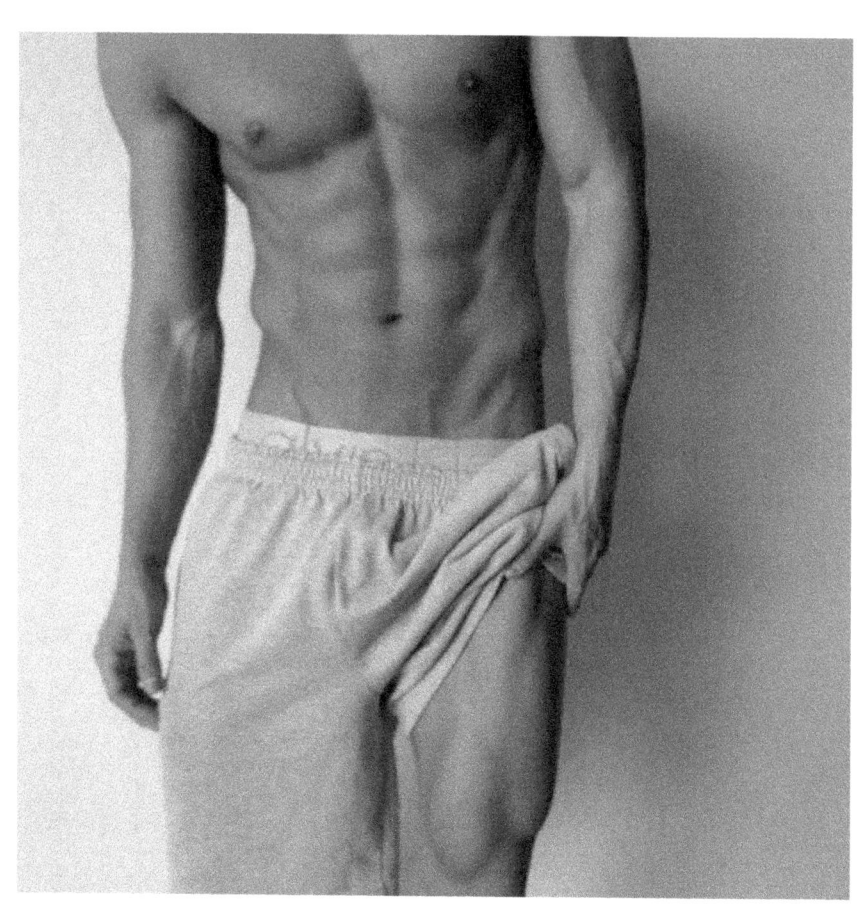

L'équipement d'exercice Abdominal essentiel pour les hommes

L'abs est une des plus grandes préoccupations de remise en forme pour hommes. C'est sur cette partie du corps où les excès de graisse montre habituellement, et c'est aussi l'un des domaines que la plupart des gens remarquent. Si ils portaient des maillots de bain la plage ou enfiler une costume-cravate pour un événement officiel, il est compréhensible que les hommes préfèrent leur région du ventre d'être maigre et sculpté. C'est exactement pourquoi hommes ne devrait pas prendre trop à la légère des exercices ab. Ils pourraient faire des versions de base comme croque, mais un moyen plus efficace pour être en forme dans cette région est d'employer des équipements de qualité. Voici quelques bouts utiles de déménageurs de pelouse abdominale pour les hommes.

Tout d'abord serait la machine à crunch ab. C'est un dispositif de taille réelle à laquelle un individu peut s'asseoir et faire croque sans avoir besoin pour se pelotonner de votre plancher. Cette machine possède des poignées qui fournissent la résistance ou le poids corporel actionnée, améliorer les craquements. Une bonne caractéristique dans cette machine, c'est que n'importe qui peut choisir le poids qu'il utilise pour s'assurer qu'il vaut mieux conçu pour la performance actuelle du corps.

Un autre logiciel pleines pour une tonification ab serait le tambour d'enroulement. C'est une poulie spéciale qui utilise un câble de résistance, et il ya beaucoup de mouvements d'exercice que vous pouvez faire avec lui. Par exemple, il y a la crise du fil, où l'utilisateur boucles vers le bas tout en tirant sur le câble ; la télécabine de position, dans laquelle l'utilisateur tire ce câble vers le haut ; ainsi que de la Pall de presse, dans lequel l'utilisateur tire ce câble vers son corps.

Encore une fois une sorte de petite mais astucieuse d'équipement d'exercice abdominale serait le rouleau ab, également appelé un pneu ab. C'est une roue habituellement à parois ayant une poignée sur chaque côté. Quelqu'un il tient par les barres de poignée, puis roule sur le terrain lors de différents travaux sur les mouvements. La variation la plus fréquente n'est qu'à se mettre à genoux sur un tapis d'exercice, tenir le rouleau sur le sol, rouler loin droit devant avant torse s'étire parallèlement vers le sol et ensuite il faire reculer.

Un kettlebell est généralement un outil moins connu au sujet des exercices ab. C'est une boule de fonte pesant n'importe où de 5 à 100 livres et avec une poignée pour utilisateurs peuvent simplement saisir il. Si c'est un poids un peu beaucoup comme un haltère, on peut tenir le kettlebell avec l'un ou les mains et les utilisateurs peuvent effectuer une variété d'autres motions dont se balançant et en appuyant sur. Pour une tonification abs masculine, cette pièce au sujet de l'équipement d'exercice abdominale peut être utilisée dans les programmes d'entraînement de moulin à vent, où une personne appuie sur elle tout en abaissant la partie supérieure du corps. Il peut causer une douleur légère dans un premier temps.

Pour une plus large gamme de mouvements, le ballon d'exercice est l'un des outils plus polyvalents de séance d'entraînement et il peut être utilisé dans une large mesure pour l'abs. Cette boule énorme, légèrement élastique est remplie d'air, le rendant parfait pour autant d'actions comme assis, laminage et l'équilibrage. Il améliore la croque dans une variété de moyens : par exemple, tout en croquant, les utilisateurs peuvent s'asseoir dessus ou tenez-le faisant usage de leurs jambes. Cela rend cette ab exercer plus sévères et plus puissant pour votre corps.

Il y a un certain nombre d'autres outils de là-bas qui peut aider à faire des routines d'entraînement ab très efficace. Ainsi que l'utilisation de la plupart de ces outils, hommes devraient se rappeler de faire leurs programmes d'entraînement régulièrement et les jumeler avec le repos et l'alimentation appropriée. Quel est le meilleur chemin pour vous d'obtenir en bonne santé et en forme abs--faire vos abdominaux en une œuvre d'art ciselé.

S'il vous plaît vérifier ma série de livres « Comment obtenir ABS? » et d'obtenir dans la meilleure forme de votre vie :

Book1

Book2

Livre 3

Autres livres sur l'alimentation et la Nutrition :

Book1

Book2

Book3

Livre4

Livre5

S'il vous plaît consulter mon site Web sur la perte de poids à
www.losingbellyfatmission.com

Accès ma perte de poids gratuit vidéo à www.achieveitforyou.com

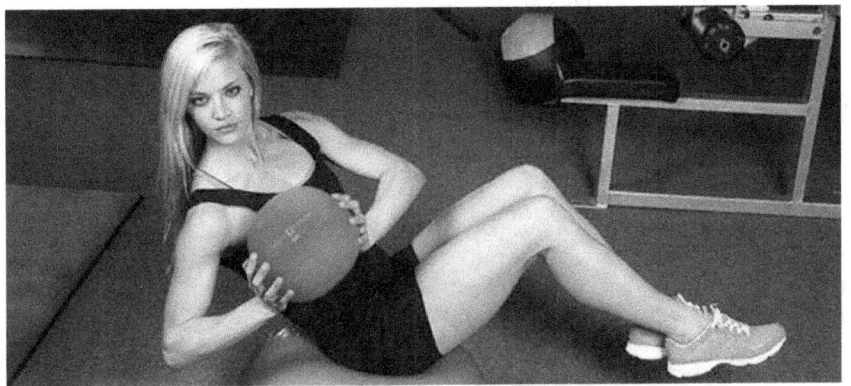

6. exercice pour abdominaux plat

Exercice pour abdominaux plat

Toutes les femmes veulent belle abs. Certaines femmes pensent qu'ils sont coincés avec leur abdomen mou, parce qu'ils pensent que les exercices de musculation abdominale pour être le plus difficile de tous les exercices. Mais ce n'est pas vrai. Exercices abdominaux muscles sont plus faciles, alors qu'ils pensent. Un développement ab supérieures et inférieures symétrique peut être acquises, mais les muscles abdominaux doivent être élaborés pour l'obtenir. Cet article va vous donner le meilleur

exercice ventre pour les femmes qui veulent des résultats efficaces.

1. vide pose-c'est un exercice isométrique. Il crée une tension différente dans les muscles abdominaux. Encore une fois, cela ne crée pas de lourdeur six-pack abs, il suffit de s'aplatit et réduit la région de l'estomac. Ce que vous faites... sucer abs (la partie autour de votre nombril... pour de meilleurs résultats) et de maintenir la tension de la « suck » aussi longtemps que possible. Faites-le au moins 10 secondes à chaque fois. Vous n'avez pas besoin de retenir votre respiration tout en faisant cela, mais ne pas respirer normalement. Seulement permettre des souffles peu comme vous maintenez la tension. Si vous avez fait ceci pour un total de 5 minutes tous les jours vous pouvez être assuré que vous que votre taille sera presque deux pouces plus mince dans quatre semaines ou moins. Si vous utilisez uniquement ces deux exercices abs pour les femmes, vous pourrez voir des résultats spectaculaires en 10 à 12 jours.

2. Ab Wheel - cet appareil 90 s fou fonctionne réellement. Rouleau arrière avec elle crée une belle tension dans vos muscles abdominaux. Et... les femmes ne pas soucier dégoûtant cherche six-pack abs. Au lieu de vous donner des paramètres complexes, il suffit d'utiliser un total de cinq minutes par jour. Ne vous inquiétez pas si vous ne pouvez pas faire cinq minutes à la fois, juste s'inquiéter pour le total de cinq minutes chaque jour.

3. aviron, l'un du meilleur exercice pour le ventre pour les dames est aviron. Pagayer est possible comme un mouvement à l'extérieur ou à l'intérieur et est un des rares exercices cardio qui préparent tous les groupes musculaires réel dans le corps. Pagayer est vraiment fabuleux d'aplatir vos abdos, par ailleurs tonifier les muscles et en cas vous comporter une petite masse de votre corps ; votre système de digestion va s'envoler pour vous brûlez les graisses plus rapidement.

4. train poids-là sont de nombreux mythes sur la musculation, dans le cas où vous avez besoin pour obtenir les plus forts, plus sains et plus maigre, vous aurez besoin de faire des activités de levée de poids. Musculation tonifie votre en vrac, mais par d'autres moyens le corps de la Dame apparaît monteur. Ne pas congeler, vous

n'obtiendrez pas d'être ou même ressembler à un bodybuilder féminin avec un peu de poids ou de sacs de sable. Femmes n'ont tout simplement pas assez hormones mâles nécessaires pour produire des gros muscles ; alors ne vous inquiétez pas à ce sujet.

5. relaxation exercices-lorsque vous êtes stressé, vous stockez les excès de graisse sur le ventre. Et cela peut rendre presque impossible d'obtenir un ventre plat. Pour éviter le stress en vous faisant gras déstresser avec des exercices comme l'yoga, de Pilates ou de relaxation de la méditation.

Tous ces exercices vous aideront à développer un ventre plat. Il suffit de leur mise en œuvre et veillez à ce que vous mangez toujours saine et l'exercice régulièrement. Finalement, vous obtiendrez vos résultats désirés avec peu de stress. C'est pourquoi vous ne regretterez jamais avec ces exercices efficaces.

S'il vous plaît vérifier ma série de livres « Comment obtenir ABS? » et d'obtenir dans la meilleure forme de votre vie :

Book1

Book2

Livre 3

Autres livres sur l'alimentation et la Nutrition :

Book1

Book2

Book3

Livre4

Livre5

S'il vous plaît consulter mon site Web sur la perte de poids à
www.losingbellyfatmission.com

Accès ma perte de poids gratuit vidéo à www.achieveitforyou.com

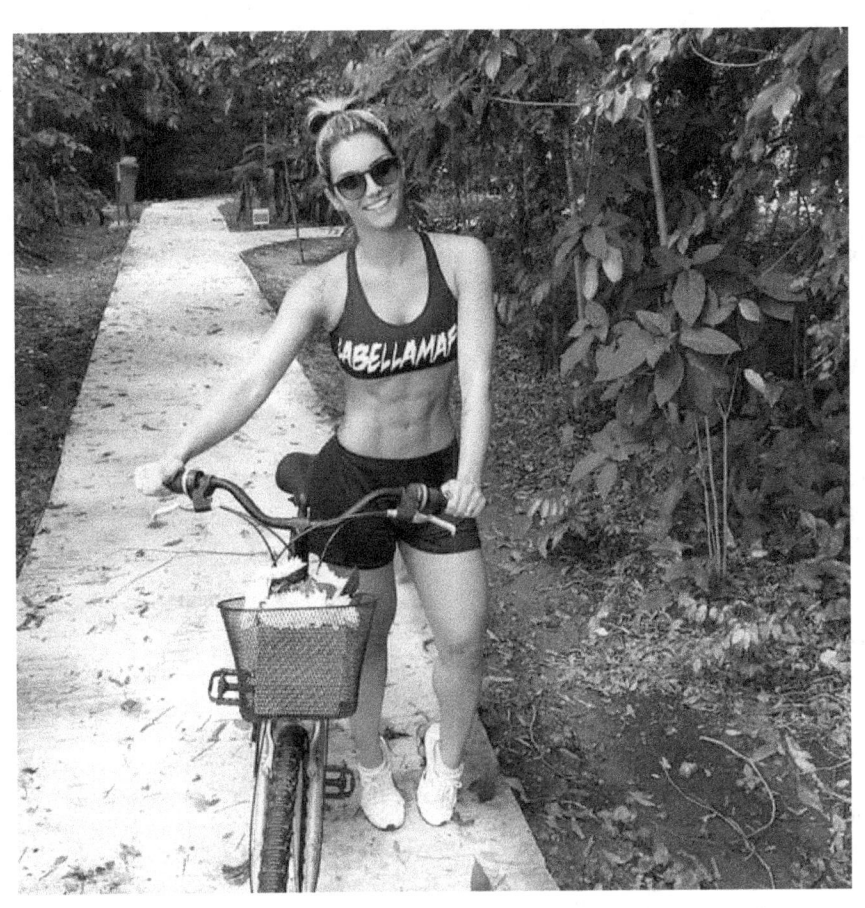

Poids exerce bancs pour abdominaux plat

Bancs de poids pour vos exercices doivent être choisis avec soin. Bancs de poids sont au cœur de toute routine d'exercice.

Il existe une variété de styles différents de ces bancs qui sont disponibles aujourd'hui. Certains sont plats, certains ont de multiples ajustements, certains sont même portables avec roues et certains comprennent même bars et une cloche pour levage barre d'haltère.

Voici quelques conseils pour aider à sélectionner les meilleurs bancs pour vos exercices.

1. considérer votre justesse buts-réellement la première chose que vous devriez faire quand vous cherchez ces bancs est à prendre en considération vos objectifs de remise en forme. Ce que vous voulez vraiment atteindre lorsque vous achetez ce banc de soulever des poids ? Vous voulez travailler pour perdre du poids ou vous voulez construire des muscles plus gros ? Peut-être que vous voulez juste avoir la meilleure force et tonus musculaire. Connaître que vos objectifs de remise en forme peuvent vous aider à faire le meilleur choix.

2. Choisissez la bonne conception pour vos besoins - vous devrez veillez à que choisir la bonne conception pour vos besoins. Il existe une variété de modèles différents pour vous de choisir. Il y a des lits réglables, bancs de poids plat et bien plus. Vous pouvez trouver des banques qui proposent des extensions de jambes, qui prend en charge qui sont réglables et autres avec des caractéristiques spéciales pour faire des boucles.

Calculez ce que vous voulez faire sur le banc et ensuite choisir la bonne conception de ces besoins.

3. acheter une banc-acheter un banc de qualité de haute qualité est extrêmement importante. Un banc de musculation parfaite sera de haute qualité et valeur pour l'argent que vous consacrez à ce sujet. Vous certainement ne voulez pas quelque chose qui va briser sur vous lorsque vous essayez de l'utiliser. Prenez le temps de la société et les produits de recherche et regarde les commentaires des produits sur des bancs que vous envisagez donc vous pouvez trouver ceux qui vous offre la meilleure qualité il.

4. Gardez votre budget à l'esprit, il est également extrêmement important que vous conserviez votre budget à l'esprit. Vous avez probablement une somme donnée disponible. Cependant, juste parce que vous vous en tenez à un prix abordable ne signifie pas qu'il faut aller avec quelque chose de bon marché. Qualité toujours va être important. Shopping autour peut vous aider à trouver le banc de la meilleure qualité au meilleur prix. Étant donné que soulever des poids peut vous aider à mettre en forme ou de rester en forme, vous avez besoin de quelque chose de valeur. Il y a beaucoup de choix disponibles et vous pouvez en trouver un pour un grand prix qui répondra à tous vos besoins avec ces conseils utiles. Il est temps de soucier de remise en forme et commencez à travailler, alors acheter un banc qui vous aideront et commencer dès que possible.

Bancs de poids sont généralement vaste mais il ya certains qui sont suffisamment petit pour tenir dans un espace plus petit de la gymnastique à la maison. Bancs de poids pour les petits espaces n'est normalement pas leur propre classe particulière, autre que pliage, donc chaque fois que vous cherchez pour banc d'exercice de musculation vous devriez examiner attentivement la taille du banc et apprendre à connaître s'il faut incorporer à la gymnastique à la maison ou non.

S'il vous plaît vérifier ma série de livres « Comment obtenir ABS? » et d'obtenir dans la meilleure forme de votre vie :

Book1

Book2

Livre 3

Autres livres sur l'alimentation et la Nutrition :

Book1

Book2

Book3

Livre4

Livre5

S'il vous plaît consulter mon site Web sur la perte de poids à
www.losingbellyfatmission.com

Accès ma perte de poids gratuit vidéo à www.achieveitforyou.com

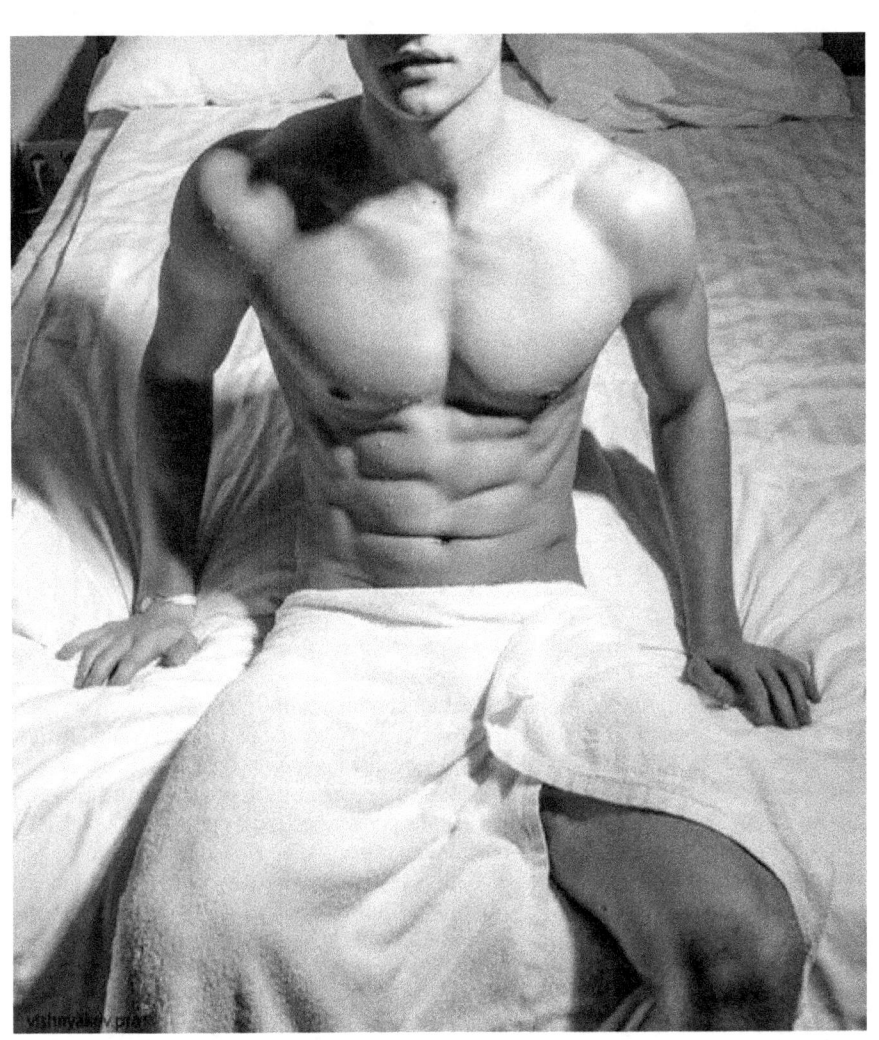

S'efforçant de Flat Abs pour une meilleure vous !

Encore une fois avoir un ventre plat donne un certain attrait à notre apparence et notre santé globale. C'est attrayant pour le sexe opposé, et il ajoute une quantité notable de confiance en nous-mêmes. Aussi, il nous donne quelque chose à montrer à l'été et vous donne la possibilité de porter des vêtements d'été ou un maillot de bain à porter. Lorsque nous pensons ventre plat ou abs, nous pensons qu'il est impossible à réaliser sans aller à la gym ou l'embauche d'un entraîneur personnel. Nous pensons que nous avons besoin d'un appareil d'exercice coûteux et compliqué pour y arriver. Eh bien, je suis ici pour vous montrer les exercices plus faciles à faire à la maison, avec un minimum de matériel et l'aliment ou de suivre un régime à acheter et garder plus facile. Voici une autre prise sur les différentes séances d'entraînement. Tu es prêt?

Exercices simples pour aplatir le ventre à la maison

La chose d'abord que vous aurez besoin ne peut être achetée ou obtenue par tout moyen physique. C'est la discipline et cohérence. Veillez à garder et maintenir le momentum lorsque vous définissez votre esprit pour avoir un ventre plat. Lorsque vous validez Enfin, gardez votre routine et ne donnent pas toujours jusqu'à ce que l'objectif est atteint. La deuxième chose que vous pouvez obtenir est un banc Sit Up. Sit Up bancs sont de la plus grande valeur pour l'argent lorsque vous vous engagez à avoir abs plat et vous donnent de nombreux avantages comme ayant moins de retour de la douleur et garder votre posture alignée, comparativement à faire les exercices au sol. Sit Up bancs sont conçus pour vous aider et vous donner la meilleure position possible pour nombreux exercices de Sit-up. Voici quelques-uns des meilleurs exercices que vous pouvez faire : une pente Sit-up, le Sit-up oblique, jambe pull-ins exercice, l'exercice de poussée de jambe de baisse et l'exercice de la planche. Le puissant internet et Google vous pouvez disposer avec vidéos et des instructions sur la façon de faire les choses.

La seconde moitié du bâtiment un grand ventre plat est la diète. Il a été souligné encore et encore par les experts de la santé que ce que vous mangez peut faire ou défaire votre réussite en ayant six pack abs. Vous devrez certainement vérifier votre apport calorique quotidien, en ajoutant plus de protéines et de glucides. Les autres facteurs importants petits vérifient votre apport en sodium, dormant à droite et bien sûr, l'eau. Voici quelques-uns des aliments recommandés pour la diète abs plat. L'un est le lait de soja, qui est en fait un deux pour un. Soja a beaucoup de contenu en protéines nécessaire pour le renforcement musculaire et un bonus supplémentaire de fibres et d'antioxydants pour vos besoins quotidiens. Le lait est pour le calcium et il prévient l'ostéoporose tout en aidant à la digestion. Les œufs sont un must-have définitif. Il est bon marché, faciles à préparer et manger, et a un de la plus haute teneur en protéines disponible. N'oubliez pas vos légumes verts à feuilles, ils sont également très faciles à préparer et à manger, plus ils sont riches en vitamines et minéraux, avec aucune calorie attaché ! Viande maigre est aussi le compagnon de votre fidèle oeufs et le lait, ajoutant à la protéine toujours important. D'autres sont l'avoine, noix, beurre d'arachide et fruits de mer.

Avec ces choses à l'esprit, avoir un plan d'action et de faire une liste certainement serait utiles pour vous et dans votre objectif de travailler votre chemin d'un ventre mou à un fabuleux et grand six pack abs ! Bonne chance!

S'il vous plaît vérifier ma série de livres « Comment obtenir ABS? » et d'obtenir dans la meilleure forme de votre vie :

Book1

Book2

Livre 3

Autres livres sur l'alimentation et la Nutrition :

Book1

Book2

Book3

Livre4

Livre5

S'il vous plaît consulter mon site Web sur la perte de poids à www.losingbellyfatmission.com

Accès ma perte de poids gratuit vidéo à www.achieveitforyou.com

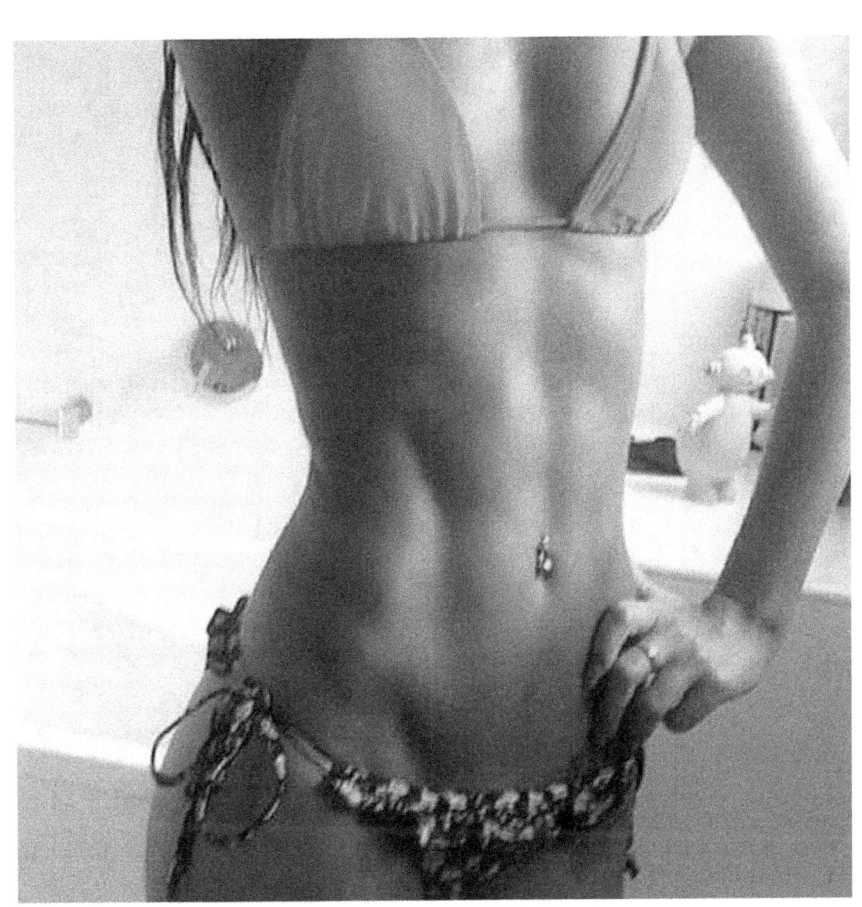

Comment obtenir des abdominaux parfaitement plane pour hommes

La plupart des articles sur internet disent exercices pour obtenir Abs parfait, mais est-il vraiment possible que tous les types de personnes peuvent faire tous les types d'exercices ?

La réponse est certainement no Il existe différents types d'exercices pour les différentes personnalités suite et modes de vie. Ici, j'essaie de suggérer des exercices différents pour différents modes de vie. Des informations détaillées sur ces exercices sont données dans d'autres articles de mon blog.

• L'obésité ceux qui souffrent : pour la plupart des gens, il ne sera pas paraître surprenant, mais un peu de matière grasse est nécessaire pour obtenir un six pack abs. Personnes souffrant d'obésité peuvent réduire leur poids et obtenir une grande forme. Pour ces personnes l'exercice recommandée est de commencer par planche. Un exercice commun où vous maintenez votre corps sur votre avant-bras et les orteils pendant au moins 10 secondes. Vous devrez augmenter progressivement vos temps de 10 à 40 secondes.

• Bureau cours professionnels occupés : trouver le temps de frapper la salle de GYM est impossible pour certains professionnels. Pour ces personnes les craquements sont le meilleur exercice. Vous pouvez commencer au moins deux séries de 10 croque et ensuite augmenter à quatre séries de 25 croque.

• Les adolescents et les jeunes : il est recommandé de frapper la gym après un certain niveau de maturité. Ainsi, afin de forme vos abdos avant de frapper la salle de gym, essayer de craquements et si vous pouvez le faire facilement les craquements que tu devrais inverser croque. Où vous étalez à plat sur le sol et puis soulevez vos pieds à un angle de 90 degrés. S'assurer que vos pieds restent ensemble. C'est un excellent exercice et tonifie votre ventre.

• Les premiers visiteurs de la salle de Gym : pour ceux qui sont nouveaux dans la salle de GYM, un banc AB est un bon support pour tailler vos muscles abdominaux. À l'aide d'un banc ab ont baissé, vous pouvez faire redressements assis. Où vous étalez à plat sur un banc décliné et vous levez vous-même pour répondre à votre poitrine se rencontrent votre genou. C'est un excellent exercice pour abdos pour ceux qui sont nouveaux dans la salle de gym.

• Exercice pour les PROS : ceux qui ont déjà passé du temps dans la salle de gym et doivent se concentrer sur l'abdomen pour une meilleure forme du corps, soulever de hanche est un excellent exercice. Une nécessité d'étaler à plat sur le banc de musculation et puis il faudra soulever les pieds à angle de 90 degrés. Il faut beaucoup de force et d'équilibre. Mais une grande quantité de pression est appliquée sur la zone abdominale.

Le guide couvre tous les types de poids, tous les types de style de vie et surtout ce qui est important à tous les niveaux d'engagement. Alors, quand vous cherchez un nouveau mode de vie grande avec un plat ab, des vêtements qui s'adapte à votre corps de bien et une personnalité séduisante. Il suffit de commencer avec le critère qui vous convient le mieux.

Il est également recommandé de lire les procédures adéquates pour faire ces exercices en détail dans les autres sections du blog.

Un mot d'avertissement

Alors que le blog tente de fournir un guide d'auto-assistance aux visiteurs, mais pour assurer la sécurité, s'il vous plaît prendre suivant les précautions

• Ne jamais exercer lorsque seul.
• Prendre des conseils d'un formateur professionnel gym
• Votre corps avant de commencer les exercices spécifiques de la zone d'échauffement.
• Démarrer et augmenter vos exercices graduellement avec des exercices légers, procéder à des exercices plus lourds lors des phases ultérieures.

S'il vous plaît vérifier ma série de livres « Comment obtenir ABS? » et d'obtenir dans la meilleure forme de votre vie :

Book1

Book2

Livre 3

Autres livres sur l'alimentation et la Nutrition :

Book1

Book2

Book3

Livre4

Livre5

S'il vous plaît consulter mon site Web sur la perte de poids à
www.losingbellyfatmission.com

Accès ma perte de poids gratuit vidéo à www.achieveitforyou.com

www.ingramcontent.com/pod-product-compliance
Lightning Source LLC
Chambersburg PA
CBHW070349290526

45791CB00003B/1489